# Le Livre De Cuisine Pour Débutants Du Régime Cétogène 2021

Recettes Faciles, Simples Et Basiques Pour Votre Régime Cétogène

Juliana Diaz
Gisèle Vincent

# Tableau of Contenu

# SMOOTHIES & RECETTES DE PETIT DÉJEUNER

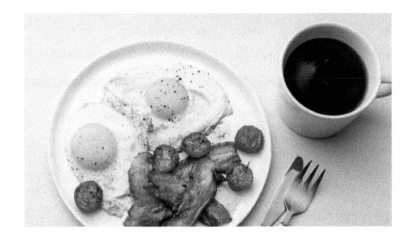

# Sandwich à la saucisse et pepperoni chaffle

Temps de préparation: 10 minutes

Temps de cuisson: 10 minutes

Portions: 4

<u>ingrédients:</u>

- Antiadhésif
- 2 saucisses de cervelat, coupées en rondelles
- 12 morceaux pepperoni
- 6 tranches de champignons
- 4 cuillères à café de mayonnaise
- 4 gros rondelles d'oignon blanc
- 4 paillettes de base

<u>méthode:</u>

1. Vaporisez votre poêle d'huile.
2. Placer à feu moyen.
3. Cuire la saucisse jusqu'à ce qu'elle soit dorée des deux côtés.
4. Transférer dans une assiette.
5. Cuire le pepperoni et les champignons pendant 2 minutes.
6. Étendre la mayo sur l'ivraie.
7. Garnir de saucisses, pepperoni, champignons et rondelles d'oignon.

8. Garnir d'une autre paille.

**Valeur nutritive :**

- Calories 373
- Graisse totale 24.4g
- Gras saturés 6g
- Cholestérol 27mg
- Sodium 717mg
- Potassium 105mg
- Glucides totaux 29.8g
- Fibres alimentaires 1.1g
- Protéines 8.1g
- Sucres totaux 4.5g

# Chaffle pumkpin au sirop d'érable

Temps de préparation: 5 minutes

Temps de cuisson: 16 minutes

Portions: 2

<u>ingrédients:</u>

- 2 oeufs, battus
- 1/2 tasse de fromage mozzarella, râpé
- 1 cuillère à café de farine de noix de coco
- 3/4 c. à thé de levure chimique
- 3/4 cuillère à café d'épices à tarte à la citrouille
- 2 cuillères à café de citrouille en purée
- 4 cuillères à café de crème fouettée lourde
- 1/2 c. à thé de vanille
- Pincée de sel
- 2 cuillères à café de sirop d'érable (sans sucre)

**méthode:**

1. Allumez votre gaufrier.
2. Mélanger tous les ingrédients sauf le sirop d'érable dans un grand bol.
3. Verser la moitié de la pâte dans la gaufrier.
4. Fermer et cuire pendant 4 minutes.
5. Transférer dans une assiette pour refroidir pendant 2 minutes.
6. Répétez les étapes avec le reste du mélange.
7. Arroser le sirop d'érable sur les paillettes avant de servir.

**Valeur nutritive :**

- Calories 201
- Graisse totale 15 g
- Gras saturés 8 g
- Cholestérol 200 mg
- Sodium 249 mg
- Potassium 271 mg
- Glucides totaux 4 g
- Fibres alimentaires 1 g
- Protéines 12 g
- Sucres totaux 1 g

# Chaffle suisse de bacon

Temps de préparation: 5 minutes

Temps de cuisson: 8 minutes

Portions: 2

## ingrédients:

- 1 œuf
- 1/2 tasse de fromage suisse
- 2 cuillères à soupe de bacon émietté cuit

## méthode:

1. Préchauffez votre gaufrier.
2. Battre l'œuf dans un bol.
3. Incorporer le fromage et le bacon.
4. Verser la moitié du mélange dans l'appareil.
5. Fermer et cuire pendant 4 minutes.
6. Cuire la deuxième paille à l'aide des mêmes étapes.

## Valeur nutritive :

- Calories 237
- Graisse totale 17.6g
- Gras saturés 8,1 g
- Cholestérol 128mg
- Sodium 522mg
- Glucides totaux 1,9 g
- Fibres alimentaires 0g

- Sucres totaux 0,5 g
- Protéines 17.1g
- Potassium 158mg

# Mini Keto Pizza

Temps de préparation: 10 minutes

Temps de cuisson: 15 minutes

Portions: 2

**ingrédients:**

- 1 œuf
- 1/2 tasse de fromage mozzarella, râpé
- 1/4 c. à thé de basilic
- 1/4 c. à thé de poudre d'ail
- 1 cuillère à soupe de farine d'amande
- 1/2 c. à thé de levure chimique
- 2 cuillères à soupe de sauce pour pâtes à glucides réduits
- 2 cuillères à soupe de fromage mozzarella

**méthode:**

1. Préchauffez votre gaufrier.

2. Dans un bol, battre l'œuf.

3. Incorporer la 1/2 tasse de fromage mozzarella, le basilic, la poudre d'ail, la farine d'amande et la poudre à pâte.

4. Ajouter la moitié du mélange à votre gaufrier.

5. Cuire pendant 4 minutes.

6. Transférer sur une plaque à pâtisserie.

7. Cuire la deuxième mini pizza.

8. Pendant que les deux pizzas sont sur la plaque à pâtisserie, étendre la sauce pour pâtes sur le dessus.

9. Saupoudrer le fromage sur le dessus.

10. Cuire au four jusqu'à ce que le fromage ait fondu.

**Valeur nutritive :**

- Calories 195
- Graisse totale 14 g
- Gras saturés 6 g
- Cholestérol 116 mg
- Sodium 301 mg
- Potassium 178 mg
- Glucides totaux 4 g
- Fibres alimentaires 1 g
- Protéines 13 g

- Sucres totaux 1 g

# Bacon, Olives & Cheddar Chaffle

Temps de préparation: 5 minutes

Temps de cuisson: 8 minutes

Portions: 2

**ingrédients:**

- 1 œuf
- 1/2 tasse de fromage cheddar, râpé
- 1 cuillère à soupe d'olives noires, hachées
- 1 cuillère à soupe de morceaux de bacon

**méthode:**

1. Branchez votre gaufrier.
2. Dans un bol, battre l'œuf et incorporer le fromage.
3. Ajouter les olives noires et les morceaux de bacon.
4. Bien mélanger.
5. Ajouter la moitié du mélange dans la gaufrier.
6. Couvrir et cuire pendant 4 minutes.
7. Ouvrir et transférer dans une assiette.
8. Laisser refroidir pendant 2 minutes.
9. Cuire l'autre paille à l'aide du reste de la pâte.

**Valeur nutritive :**

- Calories 202
- Graisse totale 16g
- Gras saturés 8g
- Cholestérol 122mg
- Sodium 462mg
- Potassium 111mg
- Glucides totaux 0,9 g
- Fibres alimentaires 0,1 g
- Protéines 13.4g
- Sucres totaux 0,3 g

# Smoothie à l'avocat
# à la noix de coco

Temps de préparation: 5 minutes Temps de cuisson: 5 minutes Servir: 1

**ingrédients:**

- 1 tasse de lait de coco non sucré
- 1 c. à thé de graines de
- 1 c. à thé de jus de lime
- 5 feuilles d'épinards
- 1/2 avocat
- 1 c. à thé de gingembre

**Itinéraire:**

1. Ajouter tous les ingrédients dans le mélangeur et mélanger jusqu'à consistance lisse.
2. Servir et apprécier.

**Valeur nutritive (montant par portion) :**

Calories 104

Matières grasses 7,6 g

Glucides 5,1 g

Sucre 0,3 g

Protéines 2,6 g

Cholestérol 0 mg

# Poulet mexicain

Temps de préparation: 10 minutes Temps de cuisson: 25 minutes

Servir: 6

**ingrédients:**

- 2 tasses de poulet, cuit et déchiqueté
- 1/2 tasse de fromage Monterey jack
- 1 1/2 tasse de fromage cheddar
- 3/4 tasse de bouillon de poulet
- 2 c. à thé d'assaisonnement taco
- 12 oz de riz chou fleur
- 14 oz de tomates Rotel
- 2 gousses d'ail, hachées finement
- 1/3 tasse de poivron vert, en dés
- 1 oignon, en dés
- 1 c. à soupe de beurre

**Itinéraire:**

1. Faire fondre le beurre dans une poêle à feu moyen.
2. Ajouter l'ail, le poivre et l'oignon et faire sauter jusqu'à ce qu'ils soient ramollis.
3. Cuire le riz au chou-fleur à la vapeur selon les instructions du paquet.
4. Ajouter l'assaisonnement, le bouillon, le riz chou-fleur et le rotel

dans la poêle.

5. Bien mélanger et cuire pendant 10 minutes.

6. Ajouter le poulet et cuire 5 minutes.

7. Garnir de fromage et cuire jusqu'à ce que le fromage soit fondu.

8. Servir et apprécier.

**Valeur nutritive (montant par portion) :**

Calories 270

Matières grasses 15 g

Glucides 8,1 g

Sucre 2,5 g

Protéines 24 g

Cholestérol 79 mg

# Sandwich à la saucisse et à l'œuf chaffle

Temps de préparation: 5 minutes

Temps de cuisson: 10 minutes

Portion: 1

### ingrédients:

- 2 paillettes cuites de base
- 1 cuillère à soupe d'huile d'olive
- 1 saucisse, coupée en rondelles
- 1 œuf

### méthode:

1. Verser l'huile d'olive dans votre poêle à feu moyen.
2. Mettez-le à feu moyen.
3. Ajouter la saucisse et cuire jusqu'à ce qu'elle soit dorée des deux côtés.
4. Mettre les rondelles de saucisse sur une paille.
5. Cuire l'œuf dans la même poêle sans mélanger.
6. Déposer sur les rondelles de saucisse.
7. Garnir d'une autre paille.

**<u>Valeur nutritive :</u>**

- Calories 332
- Graisse totale 21.6g
- Gras saturés 4.4g
- Cholestérol 139mg
- Potassium 168mg
- Sodium 463mg
- Glucides totaux 24.9g
- Fibres alimentaires 0g
- Protéines 10g

Sucres totaux 0,2 g

# RECETTES DE
# PORC, DE BŒUF
# ET D'AGNEAU

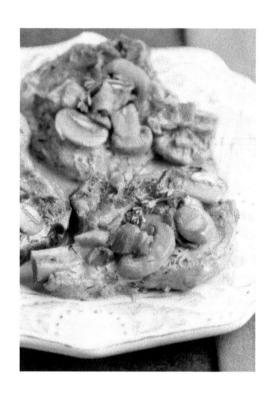

# Galettes de hamburger

Portions: 6

Temps de prépara-

tion: 30 mins Ingré-

dients

- 1 œuf

- 25 oz de bœuf haché

- 3 oz de fromage feta, émietté

- 2 oz de beurre, pour la friture

- Sel et poivre noir, au goût Di-

rections

1. Dans un bol, mélanger l'œuf, le bœuf haché, le fromage feta, le sel et le poivre noir.
2. Bien mélanger et former des galettes de taille égale.
3. Chauffer le beurre dans une poêle et ajouter les galettes.
4. Cuire à feu moyen-doux environ 3 minutes de chaque côté.
5. Sortir le plat et servir chaud.

Montant nutritionnel par portion

| | |
|---|---|
| Calories 335 | Glucides totaux 0,7g 0% |
| Graisse totale 18.8g 24% | Fibres alimentaires 0g 0% |
| Graisses saturées 10g | Sucres totaux 0,7 |
| 50% Cholestérol 166mg | g Protéines 38,8 |
| 55% | g |
| Sodium 301mg 13% | |

# Curry de bœuf au beurre

Portions: 2

Temps de prépara-

tion: 30 mins Ingré-

dients

- 1/2 tasse de beurre

- 1/2 livre de bœuf nourri à l'herbe

- 1/2 livre d'oignons

- Sel et poudre de piment rouge, au goût

- 1/2 livre de céleri, haché

Directions

1. Mettre un peu d'eau dans un autocuiseur et ajouter tous les ingrédients.
2. Verrouiller le couvercle et cuire à haute pression pendant environ 15 minutes.
3. Relâchez naturellement la pression et la vaisselle du curry dans un bol pour servir.

Montant nutritionnel par portion

Calories 450

44%

Graisse totale 38.4g 49%

Sodium 340mg 15%

Graisses saturées 22.5g

113% Cholestérol 132mg

Glucides totaux 9,8 g 4

% Fibres alimentaires

3,1 g 11 % Sucres to-

taux 4,3 g

Protéines 17.2g

# Boeuf au fromage

Portions: 6

Temps de prépara-

tion: 40 minutes In-

grédients

- 1 cuillère à café de sel d'ail

- 2 livres de bœuf

- 1 tasse de fromage à la crème

- 1 tasse de fromage mozzarella, râpé

- 1 tasse de sauce Don Pablo's à

faible teneur en glucides Directions

1. Assaisonner la viande de sel d'ail et ajouter à la casserole instantanée.
2. Mettre le reste des ingrédients dans la casserole et
   mettre la casserole instantanée à feu doux.
3. Cuire environ 2 heures et préparer le

plat. Montant nutritionnel par portion

Sodium 375mg 16%

Calories 471

Graisse totale 27.7g 36%

Graisses saturées 14.6g

73% Cholestérol 187mg

62%

31

Glucides totaux 2,9 g 1 %

Fibres alimentaires 0,1 g

0 %

Sucres to-

taux 1,5 g

Protéines

50,9 g

# Quiche de boeuf

Portions: 3

Temps de prépara-
tion: 30 mins Ingré-
dients

- 1/4 tasse de bœuf nourri à l'herbe, haché finement

- 2 tranches de bacon, cuites et émiettées

- 1/4 tasse de fromage cheddar de chèvre, râpé

- 1/4 tasse de lait de coco

- 3 gros oeufs pillés  Di-

rections

1. Préchauffer le four à 3650F et graisser 3 moules à quiche.
2. Fouetter ensemble les œufs et le lait de coco dans un grand bol.
3. Mettre le bœuf dans  les moules à quiche et incorporer le mélange  d'œufs.
4. Garnir de bacon émietté et de fromage cheddar.
5. Transférer les moules à  quiche au four et cuire au four environ 20 minutes.
6. Retirer du four et servir chaud. Montant nutritionnel par portion

Calories 293               52%  Cholestérol 232mg 77%

Graisse totale 21.4g 27%

Graisses saturées 10.4g

Sodium 436mg 19%

Glucides totaux 2,7 g

1 % Fibres alimen-

taires 0,4 g 2 %

Sucres totaux 1,1 g Pro-
téines 21,8 g

# Côtelettes de porc italiennes

Temps de préparation: 10 minutes Temps de cuisson: 30 minutes Servir: 4

ingrédients:

- 4 côtelettes de longe de porc, désossées
- 2 gousses d'ail, hachées finement
- 1 c. à thé d'assaisonnement italien
- 1 c. à soupe de romarin frais, haché
- 1/4 c. à thé de poivre noir
- 1/2 c. à thé de sel casher

Itinéraire:

1. Assaisonner les côtelettes de porc de poivre et de sel.
2. Dans un petit bol, mélanger l'ail, l'assaisonnement italien et le romarin.
3. Frotter les côtelettes de porc avec le mélange d'ail et de romarin.
4. Déposer les côtelettes de porc sur une plaque à pâtisserie et rôtir au four à 425 F pendant 10 minutes.
5. Tourner la température à 350 F et rôtir pendant 25 minutes de plus
6. Servir et apprécier.

Valeur nutritive (montant par portion) :

Calories 261

Matières grasses 19 g

Glucides 2 g

Sucre 0 g

Protéines 18 g

Cholestérol 68 mg

Fibre 0,4 g Glucides nets 1 g

# Filet de porc grillé

# simple

Temps de préparation: 10 minutes Temps de
cuisson: 30 minutes Servir: 8

**ingrédients:**

- Filet de porc de 2 lb

- 2 c. à soupe de mélange vinaigrette ranch

- 2 c. à soupe d'huile d'olive

**Itinéraire:**

1. Préchauffer le gril à 350 F.

2. Badigeonner la longe de porc d'huile et assaisonner
   de vinaigrette ranch.

3. Déposer la longe de porc sur le gril chaud et cuire
   pendant 30 minutes. Tourner le filet toutes les 10
   minutes.

4. Trancher et servir.

**Valeur nutritive (montant par portion) :**

Calories 175

Matières grasses 7 g

Glucides 2 g

Sucre 2 g

Protéines 23 g

Cholestérol 73 mg

# RECETTES DE FRUITS DE MER et DE POISSON

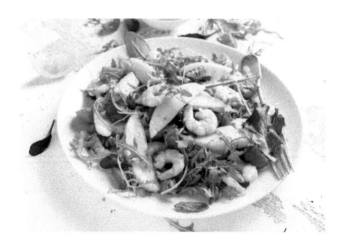

# Galettes de saumon

Temps de préparation: 10 minutes Temps de cuisson: 10 minutes

Servir: 3

**ingrédients:**

- 14,5 oz de saumon
- 4 c. à soupe de beurre
- 1 avocat, coupé en dés
- 2 oeufs, légèrement battus
- 1/2 tasse de farine d'amande
- 1/2 oignon, haché finement
- poivre
- sel

**Itinéraire:**

1. Ajouter tous les ingrédients sauf le beurre dans un grand bol à mélanger et mélanger jusqu'à ce qu'ils soient bien mélangés.
2. Faire six galettes à partir du mélange. réserver.
3. Faire fondre le beurre dans une poêle à feu moyen.
4. Déposer les galettes sur la poêle et cuire de 4 à 5 minutes de chaque côté.
5. Servir et apprécier.

**Valeur nutritive (montant par portion) :**

Calories 619

Matières grasses 49 g

Glucides 11 g

Sucre 2 g

Protéines 36 g

Cholestérol 225 mg

# REPAS SANS VIANDE

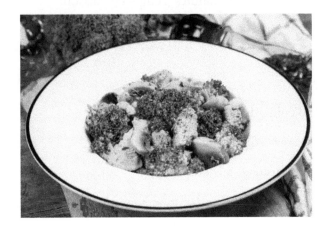

# Épinards crémeux

## savoureux

Temps de préparation: 10 minutes Temps de cuisson: 20 minutes

Servir: 6

**ingrédients:**

- 1 lb d'épinards frais
- 1 c. à soupe d'oignon, haché finement
- 8 oz de fromage à la crème
- 6 oz de fromage cheddar, râpé
- 1/2 c. à thé de poudre d'ail
- poivre
- sel

**Itinéraire:**

1. Préchauffer le four à 400 F.
2. Vaporiser la poêle d'un vaporisateur de cuisson et chauffer à feu moyen.
3. Ajouter les épinards dans la poêle et cuire jusqu'à ce qu'ils soient flétris.
4. Ajouter le fromage à la crème, la poudre d'ail et l'oignon et remuer jusqu'à ce que le fromage soit fondu.
5. Retirer la poêle du feu et ajouter le fromage cheddar et assaisonner de poivre et de sel.
6. Verser le mélange d'épinards dans le graissé

cuire au four et cuire au four pendant 20 minutes.

7. Servir et apprécier.

**Valeur nutritive (montant par portion) :**

Calories 250

Matières grasses 20 g

Glucides 5 g

Sucre 1,5 g

Protéines 12 g

Cholestérol 75 mg

# SOUPES, RAGOÛTS ET SALADES

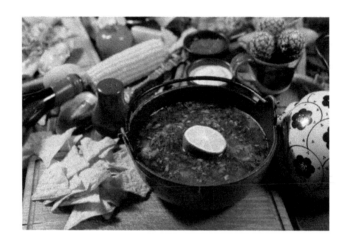

# Soupe au concombre au yogourt

Temps de préparation: 10 minutes Temps de cuisson:
10 minutes

Servir: 4

**ingrédients:**

- 1 concombre, peler et râper
- 1 c. à soupe d'huile d'olive
- 3/4 tasse de lait
- 1 c. à soupe d'aneth frais, haché
- 1 gousse d'ail, hachée
- 2 tasses de yogourt
- 1/2 c. à thé de sel

**Itinéraire:**

1. Dans un bol, mélanger le yogourt, le concombre râpé, l'aneth, l'ail et le sel.
2. Incorporer l'huile et le lait. Placer au réfrigérateur pendant 1 heure.
3. Servir et apprécier.

**Valeur nutritive (montant par portion) :**

Calories 155

Matières grasses 6 g

Glucides 13 g

Sucre 12 g

Protéines 9 g

Cholestérol 11 mg

# Soupe de céleri aux amandes

Temps de préparation: 10 minutes Temps de cuisson: 8 minutes

Servir: 2

**ingrédients:**

- 1/4 tasse d'amandes, hachées
- 6 tiges de céleri, hachées
- 3 tasses de bouillon de légumes
- poivre
- sel

**Itinéraire:**

1. Verser le bouillon dans une casserole et faire bouillir à feu vif pendant 2 minutes.
2. Ajouter le céleri en bouillon et cuire 8 minutes.
3. Retirer du feu et verser le mélangeur et mélanger jusqu'à consistance lisse.
4. Ajouter les amandes et bien mélanger.
5. Assaisonner de poivre et de sel.
6. Servir et apprécier.

**Valeur nutritive (montant par portion) :**

Calories 82

Matières grasses 7 g

Glucides 5 g

Sucre 2,2 g

Protéines 2,9 g

Cholestérol 0 mg

# BRUNCH & DÎNER

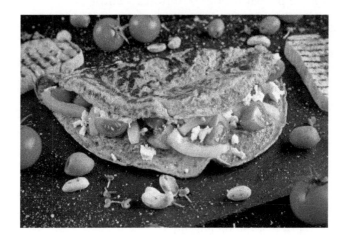

# Frittata de chou-fleur

Temps de préparation: 10 minutes Temps de cuisson: 5 minutes

Servir: 1

**ingrédients:**

- 1 œuf

- 1/2 c. à soupe d'oignon, en dés

- 1/4 tasse de riz chou-fleur

- 1 c. à soupe d'huile d'olive

- 1/4 c. à thé de curcuma

- poivre

- sel

**Itinéraire:**

1. Ajouter tous les ingrédients sauf l'huile dans le bol et bien mélanger pour bien mélanger.
2. Chauffer l'huile dans une poêle à feu moyen.
3. Verser le mélange dans la poêle à huile chaude et cuire de 3 à 4 minutes ou jusqu'à ce qu'il soit légèrement doré.
4. Servir et apprécier.

**Valeur nutritive (montant par portion) :**

Calories 196

Matières grasses 19 g

Glucides 3 g Sucre 1 g    Protéines 7 g Cholestérol 165 mg

# DESSERTS & BOISSONS

## Brownies à l'avocat humide

Temps de préparation: 10 minutes Temps de cuisson: 35 minutes Servir: 9

**ingrédients:**

- 2 avocats, écrasés
- 2 ocufs
- 1 c. à thé de poudre à pâte
- 2 c. à soupe de dévier
- 1/3 tasse de pépites de chocolat, fondues
- 4 c. à soupe d'huile de coco, fondue
- 2/3 tasse de cacao en poudre non sucré

**Itinéraire:**

1. Préchauffer le four à 325 F.
2. Dans un bol à mélanger, mélanger tous les ingrédients secs.
3. Dans un autre bol, mélanger l'avocat et les œufs jusqu'à ce qu'ils soient bien mélangés.
4. Ajouter lentement le mélange sec à l'humide avec le chocolat fondu et

   huile de coco. Bien mélanger.

52

5. Verser la pâte dans un plat à pâtisserie graissé et cuire au four de 30 à 35 minutes.

6. Trancher et servir.

**Valeur nutritive (montant par portion) :**

Calories 207

Matières grasses 18 g

Glucides 11 g

Sucre 3,6 g

Protéines 3,8 g

Cholestérol 38 mg

# Macaron au chocolat

Temps de préparation: 10 minutes Temps de cuisson: 20 minutes

Servir: 20

**ingrédients:**

- 1 c. à thé de vanille
- 1/4 tasse d'huile de coco
- 2 oeufs
- 1/3 tasse de noix de coco non sucrée, râpée
- 1/3 tasse d'érythritol
- 1/2 c. à thé de poudre à pâte
- 1/4 tasse de cacao en poudre non sucré
- 3 c. à soupe de farine de noix de coco
- 1 tasse de farine d'amande
- Pincée de sel

**Itinéraire:**

1. Ajouter tous les ingrédients dans le bol à mélanger et mélanger jusqu'à ce qu'ils soient bien mélangés.
2. Faire de petites boules à partir du mélange et déposer sur une plaque à pâtisserie graissée.
3. Cuire au four à 350 F pendant 15-20 minutes.
4. Servir et apprécier.

**Valeur nutritive (montant par portion) :**

Calories 80

Matières grasses 7 g

Glucides 6,5 g

Sucre 0,5 g

Protéines 2,3 g

Cholestérol 16 mg

# RECETTES DE PETIT DÉJEUNER

## Pliages au fromage à la crème et à la ciboulette

Portions: 2

Temps de préparation: 15 minutes

**ingrédients**

- 6 cuillères à soupe de fromage à la crème
- 1 cuillère à café de jus de citron
- 4 tortillas de farine de noix de coco
- 3 cuillères à soupe de ciboulette fraîche, hachée
- 4 cuillères à café d'huile d'olive

**Itinéraire**

1. Fouetter le fromage à la crème dans un bol et incorporer la ciboulette et le jus de citron.

2. Étendre uniformément le mélange de fromage à la crème sur les tortillas et les plier en demi-lune.

3. Chauffer le quart d'huile à feu moyen-vif dans une poêle et ajouter une tortilla.

4. Cuire jusqu'à ce qu'ils soient dorés des deux côtés et

répéter avec le reste des tortillas.

5. Servir chaud.

## Montant nutritionnel par portion

Calories 158

Graisse totale 11.5g 15% Graisses saturées 5g 25%

Cholestérol 17mg 6%

Sodium 45mg 2%

Glucides totaux 11,2 g 4 % Fibres alimentaires 6,5 g 23 %

Sucres totaux 0,1 g Protéines 3,4 g

# HORS-D'ŒUVRE & DESSERTS

## Rouleaux de thon épicés

Portions: 2

Temps de préparation: 15 minutes

**ingrédients**

- 1 sachet StarKist sélectionne E.V.O.O. Thon à nageoires jaunes capturé sauvage
- 1 concombre moyen, tranché finement dans le sens de la longueur
- 1 cuillère à café de sauce piquante
- 2 tranches d'avocat, coupées en dés
- Poivre de Cayenne, sel et poivre noir

**Itinéraire**

1. Mélanger le thon avec la sauce piquante, le poivre de Cayenne, le sel et le poivre noir dans un bol jusqu'à ce qu'il soit mélangé.
2. Mettre le mélange de thon sur les tranches de concombre et garnir d'avocat.
3. Rouler le concombre et le fixer avec 2 cure-dents à servir.

**Montant nutritionnel par portion**

Calories 139 Lipides totaux 6,5 g 8 %

Gras saturés 1,2 g 6 % Cholestérol 22 mg 7 %

Sodium 86mg 4%

Glucides totaux 8,4 g 3 % Fibres alimentaires 2,9 g 10 %

Sucres totaux 2,8

# Frites Jicama

Portions: 2

Temps de préparation: 20 minutes

## ingrédients

- 2 cuillères à soupe d'huile d'avocat
- 1 Jicama, coupé en frites
- 1 cuillère à soupe de poudre d'ail
- 1/2 tasse de parmesan râpé
- Sel et poivre noir, au goût

## Itinéraire

1. Préchauffer la friteuse à air à 4000F et graisser le panier de friteuse.

2. Faire bouillir les frites de jicama pendant environ 10 minutes et bien égoutter.

3. Dans un bol, mélanger les frites de jicama avec la poudre d'ail, le sel et le poivre noir.

4. Placer dans le panier de la friteuse et cuire environ 10 minutes.

5. Plat sur un plateau et servir chaud.

**Montant nutritionnel par portion**

Calories 145

Graisse totale 7.8g 10% Graisses saturées 4.4g

22% Cholestérol 20mg 7%

Sodium 262mg 11%

Glucides totaux 10.4g 4% Fibres alimentaires 4g 14%

Sucres totaux 2.6g Protéines 10.4g

# RECETTES DE PORC ET DE

# Steak de surlonge

# de bœuf Keto

Portions: 3

Temps de préparation: 45 minutes

**ingrédients**

- 3 cuillères à soupe de beurre
- 1/2 cuillère à café de poudre d'ail
- 1 livre de biftecks de surlonge
- Sel et poivre noir, au goût
- 1 gousse d'ail, hachée finement

**Itinéraire**

1. Chauffer le beurre dans une grande poêle à gril et ajouter les biftecks de surlonge du bœuf.

2. Faire dorer les biftecks des deux côtés en cuisinant environ 3 minutes de chaque côté.

3. Assaisonner les biftecks de poudre d'ail, de sel et de poivre noir et cuire environ 30 minutes, en retournant une fois.

4. Plat les biftecks dans un plat de service et servir chaud.

**Montant nutritionnel par portion**

Calories 386

Graisse totale 21g 27% Gras saturés 10,9g 54%

Cholestérol 166mg 55%

Sodium 182mg 8%

Glucides totaux 0,7 g 0 % Fibres alimentaires 0,1 g 0 %

Sucres totaux 0,1 g Protéines 46,1 g

# RECETTES DE FRUITS DE MER

## Tilapia au beurre aux herbes

Portions: 6

Temps de préparation: 35 minutes

### ingrédients

- 2 livres de filets de tilapia
- 12 gousses d'ail, hachées finement
- 6 brocoli vert, haché
- 2 tasses de beurre aux herbes
- Sel et poivre noir, au goût

### Itinéraire

1. Assaisonner les filets de tilapia de sel et de poivre noir.
2. Mettre le tilapia assaisonnement avec tous les autres ingrédients dans un pot instantané et bien mélanger.
3. Couvrir le couvercle et cuire à haute pression pendant environ 25 minutes.
4. Plat dans un plateau et servir chaud.

## Montant nutritionnel par portion

Calories 281

Graisse totale 10.4g 13% Graisses saturées 4.3g

21% Cholestérol 109mg 36%

Sodium 178mg 8%

Glucides totaux 9g 3% Fibres alimentaires 2.5g

9% Sucres totaux 1.9g

Protéines 38.7g

# Chou vert frit au beurre

Portions: 4

Temps de préparation: 30 minutes

## ingrédients

- 3 oz de beurre
- Sel et poivre noir, au goût
- 25 oz de chou vert, râpé
- 1 cuillère à soupe de basilic
- 1/4 c. à thé de flocons de piment rouge

## Itinéraire

1. Chauffer le beurre dans une grande poêle à feu moyen et ajouter le chou.
2. Faire revenir environ 15 minutes, en remuant de temps en temps, jusqu'à ce que le chou soit doré.
3. Incorporer le basilic, les flocons de piment rouge, le sel et le poivre noir et cuire environ 3 minutes.
4. Plat dans un bol et servir chaud.

## Montant nutritionnel par portion

Calories 197

Graisse totale 17.4g 22% Graisses saturées 11g 55%

Cholestérol 46mg 15%

Glucides totaux 10.3g 4% Fibres alimentaires 4.5g 16%

Sucres totaux 5.7g Protéines 2.5g

# RECETTES DE POULET ET DE VOLAILLE

## Dinde avec mozzarella et tomates

Portions: 2

Temps de préparation: 1

heure 30 minutes Ingré-

dients

- 1 cuillère à soupe de beurre
- 2 grosses poitrines de dinde
- 1/2 tasse de fromage mozzarella frais, tranché finement
- Sel et poivre noir, au goût
- 1 grosse tomate roma, tranchée fi-

nement Directions

1. Préchauffer le four à 3750F et graisser la plaque à pâ-tisserie avec du beurre.
2. Faire quelques fentes profondes dans les poitrines de dinde et assaisonner de sel et de poivre noir.
3. Farcir les tranches de fromage mozzarella et les to-mates dans les fentes de dinde.
4. Mettre les poitrines de dinde farcies sur la plaque à pâtisserie et transférer au four.
5. Cuire au four environ 1 heure 15 minutes et préparer le plat pour servir chaud.

Montant nutritionnel par portion

Calories 104 Lipides totaux 7,4 g 9 %

Gras saturés 4.4g 22% Cholestérol 25mg 8%

Sodium 256mg 11% Glucides totaux 5,1g 2% Fibres alimentaires 1g 4%

Sucres totaux 2.6g Protéines 5.7g

# Escalopes de courgettes au poulet

Portions: 6

Temps de préparation: 20 minutes

## ingrédients

- 3 courgettes, bouillies et écrasées
- 3 cuillères à soupe d'assaisonnement au poivre de citron
- 1/2 livre de poulet, bouilli et haché
- 1/2 tasse d'huile d'avocat
- Sel et poivre noir, au goût

## Itinéraire

1. Mélanger le poulet, les courgettes, l'assaisonnement au poivre de citron, le sel et le poivre noir dans un bol.
2. Faire des escalopes à partir de ce mélange et réserver.
3. Chauffer l'huile d'avocat dans une poêle et y mettre les escalopes.
4. Faire frire environ 2-3 minutes de chaque côté et faire cuire au plat pour servir.

## Montant nutritionnel par portion

Calories 106 Lipides totaux 3,8 g 5 %

Gras saturés 0,9 g 4 % cholestérol 29mg 10 %

Sodium 36mg 2%

Glucides totaux 6,4 g 2 % Fibres alimentaires 2,8 g 10 %

Sucres totaux 1,8 g

Protéines 12.7g

# Turquie italienne

Portions: 6

Temps de préparation: 25 minutes

**ingrédients**

- 1 1/2 tasse de vinaigrette italienne
- Sel et poivre noir, au goût
- 2 cuillères à soupe de beurre
- 1 (2 livres) de poitrine de dinde désossé
- 2 gousses d'ail, hachées finement

**Itinéraire**

1. Préchauffer le four à 3500F et graisser un plat allant au four avec du beurre.

2. Mélanger les gousses d'ail hachées, le sel et le poivre noir et frotter la poitrine de dinde avec ce mélange.

3. Disposer la poitrine de dinde dans le plat allant au four et garnir uniformément de vinaigrette italienne.

4. Cuire au four environ 2 heures, enrober de jus de poêle de temps en temps.

5. Sortir le plat et servir immédiatement.

## Montant nutritionnel par portion

Calories 464

Graisse totale 31.3g 40% Graisses saturées 7.8g 39%

Cholestérol 144mg 48%

Sodium 234mg 10%

Glucides totaux 6,5g 2% Fibres alimentaires 0g 0%

Sucres totaux 4.9g Protéines 32.7g

# RECETTES DE PETIT DÉJEUNER

## Smoothie vert épinards sain

Durée totale: 5 minutes Portions: 1

**ingrédients:**

- 1 tasse de glaçon
- 2/3 tasse d'eau
- 1/2 tasse de lait d'amande non sucré
- 5 gouttes de stévia liquide
- 1/2 c. à thé de poudre de matcha
- 1 c. à thé d'extrait de vanille
- 1 c. à soupe d'huile de MCT
- 1/2 avocat
- 2/3 tasse d'épinards

**Itinéraire:**

1. Ajouter tous les ingrédients dans le mélangeur et mélanger jusqu'à consistance lisse et crémeuse.
2. Servir immédiatement et profiter.

**Valeur nutritive (quantité par portion) : Calories 167; Matières grasses 18,3 g; Glucides 3,8**

g; Sucre 0,6 g; Protéines 1,6 g; Cholestérol 0 mg;

# Smoothie à la noix de coco à l'avocat aux pommes

Durée totale: 5 minutes Sert: 2

ingrédients:

- 1 c. à thé d'huile de coco

  - 1 c. à soupe de poudre de collagène
  - 1 c. à soupe de jus de lime frais
  - 1/2 tasse de lait de coco non sucré
  - 1/4 pomme, tranche
  - 1 avocat

Itinéraire:

1. Ajouter tous les ingrédients dans le mélangeur et mélanger jusqu'à consistance lisse et crémeuse.
2. Servir et apprécier.

**Valeur nutritive (quantité par portion) : Calories 262; Matières grasses 23,9 g; Glucides 13,6 g; Sucre 3,4 g; Protéines 2 g; Cholestérol 0 mg;**

# RECETTES
# (RECETTES)

## Choux de Bruxelles

## sautés

Durée totale: 25 minutes Portions: 6

**ingrédients:**

- 2 lb de choux de Bruxelles, enlever les tiges et déchiqueter les choux de Bruxelles
- 2 oz d'oignon, haché finement
- 3 gousses d'ail, hachées finement
- 1 1/2 c. à soupe d'huile d'olive
- poivre
- sel

**Itinéraire:**

1. Chauffer l'huile d'olive dans une poêle à feu moyen.
2. Ajouter l'oignon et l'ail et faire sauter pendant 5 minutes.
3. Ajouter les choux de Bruxelles et faire sauter à feu moyen-vif de 5 à 7 minutes. Assaisonner de poivre et de sel.
4. Servir et apprécier.

**Valeur nutritive (quantité par portion) : Calories 76; Gras 3 g; Glucides 11 g;**

**Sucre 2,8 g; Protéines 4 g; Cholestérol 0 mg;**

# Chou-fleur rôti

Durée totale: 20 minutes Sert: 4

**ingrédients:**

- 1 grosse tête de chou-fleur, coupée en fleurons
- 1 zeste de citron
- 3 c. à soupe d'huile d'olive
- 2 c. à thé de jus de citron
- 1/2 c. à thé d'assaisonnement italien
- 1/2 c. à thé de poudre d'ail
- 1/4 c. à thé de poivre
- 1/4 c. à thé de sel

**Itinéraire:**

1. Préchauffer le four à 425 F/ 218 C.
2. Dans un bol, mélanger l'huile d'olive, jus de citron, assaisonnement italien, poudre d'ail, zeste de citron, poivre et sel.
3. Ajouter les fleurons de chou-fleur dans le bol et bien mélanger.
4. Étendre les fleurons de chou-fleur sur une plaque à pâtisserie et rôtir au four préchauffé pendant 15 minutes.
5. Servir et apprécier.

**Valeur nutritive (quantité par portion) : Calories 146; Matières grasses 10,9 g; Glucides 11,6 g; Sucre 5,2 g; Protéines 4,3 g; Cholestérol 0 mg;**

# Riz de noix de coco de chou-fleur

Durée totale: 20 minutes Dessert: 3

**ingrédients:**

- 3 tasses de riz chou-fleur
- 1/2 c. à thé de poudre d'oignon
- 1 c. à thé de pâte de chili
- 2/3 tasse de lait de coco
- sel

**Itinéraire:**

1. Ajouter tous les ingrédients dans la poêle et chauffer à feu moyen-doux. Remuer pour mélanger.
2. Cuire pendant 10 minutes. Remuer toutes les 2 minutes.
3. Retirer le couvercle et cuire jusqu'à ce que l'excès de liquide soit absorbé.
4. Servir et apprécier.

**Valeur nutritive (quantité par portion) : Calories 155; Matières grasses 13,1 g; Glucides 9,2 g; Sucre 4,8 g; Protéines 3,4 g; Cholestérol 1 mg;**

# RECETTES DE DÎNER

## Salade asiatique de concombre

Durée totale: 10 minutes Sert: 6

**ingrédients:**

- 4 tasses de concombres, tranchés
- 1/4 c. à thé de flocons de poivron rouge
- 1/2 c. à thé d'huile de sésame
- 1 c. à thé de graines de sésame
- 1/4 tasse de vinaigre de vin de riz
- 1/4 tasse de poivron rouge, en dés
- 1/4 tasse d'oignon, tranché
- 1/2 c. à thé de sel de mer

**Itinéraire:**

1. Ajouter tous les ingrédients dans le bol à mélanger et bien mélanger.
2. Servir immédiatement et profiter.

**Valeur nutritive (quantité par portion) : Calories 27; Gras 0,7 g; Glucides 3,5 g;**
**Sucre 1,6 g; Protéines 0,7 g; Cholestérol 0 mg;**

# RECETTES DE DESSERTS

# Fudge de beurre d'arachide de noix de coco

Durée totale: 1 heure 15 minutes

Portions: 20

**ingrédients:**

- 12 oz de beurre d'arachide lisse
- 3 c. à soupe d'huile de coco
- 4 c. à soupe de crème de noix de coco
- 15 gouttes de stévia liquide
- Pincée de sel

**Itinéraire:**

1. Tapisser la plaque à pâtisserie de papier sulfurisé.
2. Faire fondre l'huile de coco dans une casserole à feu doux.
3. Ajouter le beurre d'arachide, la crème de noix de coco, la stévia et le sel dans une casserole. Bien mélanger.
4. Verser le mélange de fudge dans la plaque à pâtisserie préparée et placer au réfrigérateur pendant 1 heure.
5. Couper en morceaux et servir. **Valeur nutritive**

(quantité par portion) : Calories 125; Matières grasses 11,3 g; Glucides 3,5 g; Sucre 1,7 g; Protéines 4,3 g; Cholestérol 0 mg;

# RECETTES DE PETIT DÉJEUNER

## Gaufres de Belgique

Revenez à l'enfance avec ce petit déjeuner classique qui est un petit goût du ciel.

Temps total de préparation et de cuisson: 10 minutes Niveau: Débutant

Donne: 1 Aide (3 petites gaufres)

Protéines: 4 grammes Glucides nets: 1 gramme

Lipides: 8 grammes

Sucre: 0 grammes

Calories: 81

**Ce dont vous avez besoin :**

- 1 gros œuf
- 4 c. à thé de beurre d'amande, ramolli
- 1/4 c. à thé de poudre à pâte, sans gluten
- 2 c. à soupe de farine d'amande
- 1/8 c. à thé de bicarbonate de soude
- 1 c. à thé de jus de citron
- 1/8 c. à thé de sel
- spray à l'huile de noix de coco

- Gaufrier

**escalier:**

1. À l'aide d'un fouet, battre complètement l'œuf dans un plat et mélanger avec le beurre d'amandes jusqu'à ce qu'il soit mélangé.
2. Incorporer le sel, la poudre à pâte et la farine d'amande au mélange jusqu'à consistance crémeuse.
3. Tourner la gaufrier à haute et vaporiser d'huile de coco.
4. Juste avant de transférer la pâte, incorporer complètement le jus de citron et le bicarbonate de soude dans le mélange.
5. Cuire les gaufres à la croustillante désirée et servir immédiatement.

*Conseils de variation:*

Si vous voulez ajouter un peu de douceur à la gaufre, ajoutez 1 cuillère à soupe de confiseur Swerve à la pâte ou garnir vos gaufres d'un saupoudrage.

# RECETTES DE COLLATIONS

## Tendres de poulet

Déplacez-vous sur les pépites de poulet! Il s'agit d'une alternative beaucoup plus améliorée à votre collation d'enfance.

Temps total de préparation et de cuisson: 20 minutes Niveau: Débutant

Donne : 2 portions (3 appels d'offres par portion) Protéines : 26 grammes

Glucides nets: 0,7 grammes Matières grasses: 9 grammes

Sucre: 0 grammes

Calories: 220

### Ce dont vous avez besoin :

- 1/2 tasse d'huile de coco
- 8 oz de filets de poitrine de poulet
- 1 c. à thé de poivre, séparé
- 8 oz de farine d'amande
- 1 c. à thé de sel, séparé
- 4 oz de crème à fouetter lourde
- 1 gros œuf

### escalier:

1. Dans un grand plat, mélanger l'œuf et la crème fouettée lourde avec 1/2 cuillère à café de poivre et 1/2 cuillère à café de sel.
2. Faire tremper les morceaux de poulet dans le mélange pendant environ 10 minutes.
3. À l'aide d'une poêle, faire fondre l'huile de coco.
4. Verser la farine d'amande sur un petit bol et assaisonner avec le reste 1/2 cuillère à café de poivre et 1/2 cuillère à café de sel.
5. Retirer les morceaux individuels de poulet et enrober les deux côtés de la farine d'amande. Mettre un plat en verre de 13 x 9 pouces sur le côté.
6. Transférer le poulet dans l'huile de coco chaude et faire frire environ 3 minutes sur le côté.
7. Servir chaud et profiter!

**Conseil de cuisson :**

1. Vous pouvez également les cuire au four si vous le souhaitez. Réglez le poêle à 425° Fahrenheit et préparez une feuille plate avec un revêtement lourd d'huile d'olive. Suivez les étapes de panage des tendres de poulet et placez-les sur la feuille préppée. Chauffer pendant 10 minutes, les retourner et continuer à chauffer encore 10 minutes. Remarque : ils ne seront pas aussi croustillants que lorsqu'ils seront frits.

# RECETTES DE DÎNER

## Boulettes de viande de courgette de poulet

Lorsque vous voulez un dîner facile, ces boulettes de viande seront rapides à faire après un dur

journée de travail.

Temps total de préparation et de cuisson : 25 minutes

**Niveau: Débutant**

Donne : 4 aides

Protéines: 26 grammes Glucides nets: 2,4

grammes Matières grasses: 4 grammes

Sucre: 1 gramme

Calories: 161

**Ce dont vous avez besoin :**

- 16 oz de poitrines de poulet, désossées
- 1/2 c. à thé de graines de céleri
- 2 tasses de courgettes, hachées
- 1 gros œuf
- 2 gousses d'ail, pelées
- 1/2 c. à soupe de sel

- 3 c. à thé d'origan

- 1/2 c. à thé de poivre

- 2 c. à soupe d'huile de coco

**escalier:**

2. Réglez la température du poêle à chauffer à 180° Fahrenheit. Déposer une feuille plate avec la doublure de cuisson et réserver.

3. Utilisez un mélangeur d'aliments pulsez tous les composants pendant environ 3 minutes jusqu'à ce qu'ils soient totalement incorporés.

4. Dissoudre l'huile de coco dans une poêle antiadhésive.

5. Retirer la viande et rouler à la main dans des boulettes de viande d'un pouce.

6. Transférer à l'huile chaude et faire dorer de chaque côté pendant environ 2 minutes.

7. Déposer les boulettes de viande sur la feuille préppée et chauffer pendant environ 10 minutes.

8. Servir chaud et profiter!

# RECETTES DE REPAS DÉLICIEUX INHABITUELLES

## Ragoût d'arachide

Venant tout le chemin de l'Afrique, c'est un plat populaire qui est rempli de graisses qui vous aideront à garder dans la cétose.

Temps total de préparation et de cuisson : 25 minutes

**Niveau: Débutant**

Donne : 4 aides

Protéines: 14 grammes Glucides nets: 6 grammes

Matières grasses: 26 grammes

Sucre: 0 grammes

Calories: 286

**Ce dont vous avez besoin :**

*Pour le ragoût:*

- 16 oz de tofu, extra ferme et coupé en cubes
- 1/4 c. à thé de sel
- 3 c. à soupe d'huile de coco
- 1/8 c. à thé de poivre
- 3 c. à thé de poudre d'oignon
- 1/2 c. à soupe de gingembre, haché finement

**Pour la sauce:**

- 4 c. à soupe de beurre d'arachide
- 8 oz de bouillon de légumes, réchauffé
- 1/2 c. à thé de curcuma
- 3 c. à thé de sriracha
- 1 c. à thé de paprika en poudre
- 4 oz de tomates, écrasées
- 1/2 c. à thé de cumin

**escalier:**

1. Chauffer le bouillon dans une casserole à feu moyen. Lors de l'ébullition, retirer du brûleur.

2. Mélanger le sriracha, la sauce tomate, le cumin, le curcuma, le bouillon chaud, le beurre d'arachide et le paprika dans le plat en verre et intégrer complètement. Il devrait épaissir dans une sauce. Mis sur le côté.

3. Utilisez une poêle antiadhésive pour dissoudre 2 cuillères à soupe d'huile de coco.

4. Lorsque la poêle est chaude, vider les cubes de tofu et les faire dorer de tous les côtés en prenant environ 4 minutes. Retirer du brûleur et transférer dans un plat en verre.

5. Dans la poêle, mélanger le gingembre, la poudre d'oignon et le reste de la cuillère à soupe d'huile de coco et chauffer pendant 3 minutes.

6. Vider le tofu bruni dans la poêle et continuer à dorer pendant 2 minutes supplémentaires. Distribuer dans un bol de service.

7. Distribuer la sauce sur le tofu doré et servir immédiatement.

## Conseil de variation :

Vous pouvez garnir ce repas d'une demi-tasse d'arachides rôties à sec si vous préférez plus de goût d'arachide.

# RECETTES DE DESSERTS KETO

## Barres de citron faciles

Portions: 8

Temps de préparation: 10 minutes Temps de cuisson: 40 minutes

**ingrédients:**

- 4 oeufs
- 1/3 tasse d'érythritol
- 2 c. à thé de poudre à pâte
- 2 tasses de farine d'amande
- 1 zeste de citron
- 1/4 tasse de jus de citron frais
- 1/2 tasse de beurre ramolli
- 1/2 tasse de crème sure

**Itinéraire:**

1. Préchauffer le four à 350 F/ 180 C.
2. Tapisser le moule de 9*6 pouces de papier sulfurisé. réserver.
3. Dans un bol, battre les œufs jusqu'à ce qu'ils soient mousseux.
4. Ajouter le beurre et la crème sure et battre jusqu'à ce

qu'ils soient bien mélangés.

5. Ajouter l'édulcorant, le zeste de citron et le jus de citron et bien mélanger.

6. Ajouter la poudre à pâte et la farine d'amande et mélanger jusqu'à ce qu'ils soient bien mélangés.

7. Transférer la pâte dans un plat allant au four préparé et répartir uniformément.

8. Cuire au four préchauffé de 35 à 40 minutes.

9. Retirer du four et laisser refroidir complètement.

10. Trancher et servir.

Par portion : Glucides nets : 4,9 g; Calories: 329; Graisse totale: 30.8g; Gras saturés : 10,9 g

Protéines: 9.5g; Glucides: 8.2g; Fibre: 3.3g; Sucre: 1.5g; Lipides 84% / Protéines 11% / Glucides 5%

# gâteau

# Tarte facile aux fraises

Portions: 8

Temps de préparation: 10 minutes Temps de cuisson: 10 minutes

*Pour la croûte :*

- 2 c. à soupe de beurre fondu
- 1 tasse de pacanes, hachées
- 1 c. à thé de stévia liquide
- Pour le remplissage :
- 1/2 c. à thé de vanille
- 2/3 tasse de Swerve
- 1 tasse de fraises, hachées
- 1 1/2 tasse de crème à fouetter lourde
- 8 oz de fromage à la crème, ramolli

**Itinéraire:**

1. Préchauffer le four à 350 F/ 180 C.
2. Ajouter les pacanes au robot culinaire et mélanger jusqu'à ce qu'elles soient finement écrasées.
3. Ajouter l'édulcorant et le beurre dans les pacanes concassées et mélanger jusqu'à ce qu'ils soient bien mélangés.

4. Moule à tarte graissé avec du beurre.

5. Ajouter le mélange de croûte dans le moule à tarte graissé et répartir uniformément. À l'aide du dos de la cuillère, lisser le mélange de pacanes.

6. Cuire au four préchauffé pendant 10 minutes.

7. Laisser refroidir complètement.

8. Pour la garniture : Dans un grand bol, battre la crème fouettée lourde jusqu'à formation de pics raides.

9. Dans un autre bol, ajouter les fraises, la vanille, l'édulcorant et le fromage à la crème et battre jusqu'à consistance lisse.

10. Ajouter la crème épaisse dans le mélange de fraises et battre jusqu'à consistance lisse.

11. Verser le mélange de crème aux fraises dans la croûte et bien répartir.

12. Placer au réfrigérateur pendant 2 heures.

13. Trancher et servir.

**Par portion : Glucides nets : 3,1 g; Calories: 314; Graisse totale: 32.2g; Gras saturés: 14.2g**

**Protéines: 4.3g; Glucides: 5g; Fibre: 1.9g; Sucre: 1.5g; Lipides 92% / Protéines 5% / Glucides 3%**

# BONBONS: DÉBUTANT

## Bonbons à la citrouille

Portions: 24

Temps de préparation: 5 minutes Temps de cuisson: 5 minutes

**ingrédients:**

- 1/2 tasse de citrouille
- 1/3 tasse de fromage à la crème, ramolli
- 1/2 tasse de beurre, ramolli
- 1 c. à soupe d'épices à tarte à la citrouille
- 1/2 c. à soupe de vanille
- 2 paquets de stévia
- 1/4 c. à thé de sel

**Itinéraire:**

1. Ajouter le fromage à la crème et le beurre dans le bol allant au micro-ondes et cuire au micro-ondes pendant 30 secondes. Bien mélanger.
2. Ajouter le reste des ingrédients et remuer jusqu'à ce qu'ils soient bien mélangés.
3. Verser le mélange dans le moule à bonbons en silicone et réfrigérer jusqu'à ce qu'il soit pris.

4. Servir et apprécier.

Par portion : Glucides nets : 0,7 g; Calories: 48 Graisse totale: 5g; Gras saturés: 3.2gProtein: 0.4g; Glucides: 0.9g; Fibre: 0.2g; Sucre: 0.2g; Lipides 93% / Protéines 3% / Glucides 4%

# COOKIES: DÉBUTANT

## Biscuits au fromage

## à la crème

Portions: 24

Temps de préparation: 10 minutes Temps de cuisson: 15 minutes

**ingrédients:**

- 1 blanc d'œuf
- 3 tasses de farine d'amande
- 1 1/2 c. à thé de vanille
- 1/2 tasse d'érythritol
- 2 oz de fromage à la crème, ramolli
- 1/4 tasse de beurre ramolli
- Pincée de sel

**Itinéraire:**

- Préchauffer le four à 350 F/ 180 C.
- Tapisser la plaque à biscuits de papier sulfurisé et réserver.
- Ajouter le beurre, l'édulcorant et le fromage à la crème au robot culinaire et traiter jusqu'à consistance moelleuse.
- Ajouter le blanc d'œuf, la vanille et le sel et bien

85

mélanger.

- Ajouter la farine d'amande et bien traiter pour

  combiner.

  - Faire des biscuits à partir du mélange et les déposer sur
    une plaque à biscuits préparée.

  - Cuire au four pendant 15 minutes.

  - Laisser refroidir complètement puis servir.

Par portion : Glucides nets : 1,6 g; Calories: 107 Graisse totale: 9.7g;
Gras saturés: 2.2g

Protéines: 3.4g; Glucides: 3.1g; Fibre: 1.5g; Sucre: 0.5g; Lipides 82% /
Protéines 13% / Glucides 5%

# Biscuits moelleux

Portions: 8

Temps de préparation: 10 minutes Temps de cuisson: 15 minutes

**ingrédients:**

- 2 oeufs
- 1/2 c. à thé de poudre à pâte
- 5 c. à soupe de beurre fondu
- 1/3 tasse de crème sure
- 1/3 tasse de fromage mozzarella, râpé
- 1 1/4 tasse de farine d'amande
- 1/2 c. à thé de sel

**Itinéraire:**

1. Préchauffer le four à 400 F/ 200 C.
2. Vaporiser le moule à muffins d'un vaporisateur de cuisson et réserver.
3. Ajouter tous les ingrédients dans un grand bol et bien mélanger à l'aide d'un mélangeur à main.
4. Verser la pâte dans le plateau à muffins, en remplissant les moules à muffins vers 2/3.
5. Cuire au four préchauffé de 12 à 15 minutes.
6. Retirer les biscuits du four et laisser refroidir pendant 5 minutes.
7. Servir et apprécier.

Par portion : Glucides nets : 2,5 g; Calories: 204 Graisse totale:

19.3g; Gras saturés : 6,9 g

Protéines: 5.8g; Glucides: 4.4g; Fibre: 1.9g; Sucre: 0.7g; Lipides 85% / Protéines 11% / Glucides 4%

# DESSERT CONGELÉ: DÉBUTANT

# Crème glacée à la citrouille

Portions: 5

Temps de préparation: 10 minutes Temps de cuisson: 10 minutes

**ingrédients:**

- 2 tasses de crème à fouetter lourde
- 1 1/2 c. à thé de stévia liquide
- 2 c. à thé d'épices à tarte à la citrouille
- 1 c. à soupe de vanille
- 1/2 tasse de purée de citrouille

**Itinéraire:**

1. Ajouter tous les ingrédients dans le robot culinaire et traiter jusqu'à consistance moelleuse.
2. Transférer le mélange de crème glacée dans un contenant hermétique et le placer au réfrigérateur pendant 1 heure.
3. Retirer le mélange de crème glacée du réfrigérateur et fouetter jusqu'à consistance lisse.
4. Encore une fois placer au réfrigérateur pendant 2 heures.

5. Servir frais et déguster.

Par portion : Glucides nets : 3,3 g; Calories: 184; Graisse totale: 17.9g; Gras saturés: 11.1g

Protéines: 1.3g; Glucides: 4.1g; Fibre: 0.8g; Sucre: 1.2g; Lipides 88% / Protéines 4% / Glucides 8%

# Pain « Gnocchi » à la tomate et basilic

Absolu: 25 min

Préparation: 10 min

Cuisson: 15 min

Rendement : 4 portions

**Valeurs nutritionnelles :**

Calories: 34, Gras totaux: 5,1 g, Gras saturés:

1.3 g, Glucides: 1,5 g, Sucres: 0,3 g, Protéines: 1,3 g

**ingrédients**

- 8 coupes de jour, pain italien de grande qualité
- 3 cuillères à soupe d'huile d'olive extra vierge, 3 tours du plat
- 2 cuillères à soupe étalées, coupées en morceaux
- 4 gousses d'ail, finement piratées
- Sel et poivre foncé nouvellement moulu
- 2 tasses (pots de 2 onces) de sauce tomate
- 3 petites tomates prunes, épépinées et piratées

- Quelques nouvelles feuilles de basilic, déchirées
- 2 tasses de mozzarella détruite, mozzarella fumée ou cheddar provolone

**direction**

1. Préchauffer le four.
2. Réchauffer une énorme poêle antiadhésive au-dessus de la chaleur moyenne. Pirater le pain en morceaux réduits. Inclure l'huile d'olive extra vierge, la tartinades et l'ail dans la poêle. Dissoudre la propagation dans l'huile à ce moment-là inclure le pain. Assaisonner le pain de sel et de poivre. Lancer et cuire le pain de 7 à 8 minutes à ce moment-là comprennent la sauce tomate et les tomates croquantes. Aller enrober et réchauffer la sauce tomate, 3 à 4 minutes.
3. Évacuer les gnocchis de pain et les tomates de la chaleur et passer à un plat de goulasch ignifuge, garnir de basilic à ce moment-là étendre le plat avec du cheddar. Mettre le plat sous le four et cuire de 2 à 3 minutes, jusqu'à ce que le cheddar soit bronzé et les poches d'air. Servir tout de suite.

# RECETTES DE DÉJEUNER

## Rouleaux de hot-dog

Temps de cuisson: 3 min Rendement: 3 petits pains

**Faits nutritionnels : 274 calories par pain : glucides 2,6 g, graisses 28,3 g et 7,8 g protéines.**

**ingrédients:**

- 6 oz de farine d'amande
- 1/2 c. à soupe de poudre à pâte
- 3 oeufs
- 4 c. à soupe d'huile
- sel

**escalier:**

1. Mélanger tous les ingrédients ensemble : farine d'amande+poudre à pâte+oeufs+huile+sel. Mélangez-les bien.
2. Micro-ondes ce mélange fo 1,5-2 min. Vérifiez-le. S'il est mouillé quelque part, micro-ondes pendant plus de 30 sec.
3. Coupez du pain le rouleau pour vos hot-dogs.
4. Créez la farce que vous aimez et appréciez.

**Tortillas de lin**

Portions: 5

**Valeurs nutritionnelles :**

g Glucides nets ; 4,99 g protéines; 11,78 g de matières grasses; 184.4 Calories

**ingrédients:**

- Farine de graines de lin dorées – 1 tasse
- Poudre d'enveloppe de Psyllium – 2 c. à soupe.
- Huile d'olive – 2 c. à thé.
- Gomme de Xanthan - 0,25 c. à thé.
- Poudre de cari - 0,5 c. à thé.
- Eau filtrée - 1 tasse (+) 2 c. à soupe.

**Ingrédients par tortilla:**

- Huile d'olive - pour la friture - 1 c. à thé
- Farine de noix de coco - pour rouler - 0,5 c. à thé.

**Itinéraire:**

1. Mélanger toutes les fixations sèches et ajouter 2 cuillères à café d'huile et l'eau. Mélanger pour former une pâte. Laissez-le reposer à découvert pendant une heure sur le comptoir.

2. Si vous coupez à la main, coupez-le en 3 blocs. Si vous avez une presse tortilla, crachez-la en 5 morceaux.

3. Presser chaque portion avec votre main et saupoudrer de farine de noix de coco. Roulez-les aussi minces que possible. Utilisez un verre pour découper les tortillas. Re-rouler tous les morceaux de pâte supplémentaires.

4. Réchauffer l'huile pour la friture et laisser mijoter à feu moyen-vif pour chacune des tortillas.

5. Pain keto micro-ondes

**Valeurs nutritionnelles :**

Calories: 357, Gras totaux: 33,8 g, Gras saturés:
11,6 g, Glucides: 6,4 g, Sucres: 1,2 g, Protéines:
12.3 g

Portions: 4 tranches

**ingrédients:**

- 1/3 tasse de farine d'amande
- 1/8 c. à thé de sel
- 1/2 c. à thé de poudre à pâte
- 2 1/2 c. à soupe de Ghee, fondu
- 1 oeuf, fouetté

**Itinéraire:**

1. Graisser une tasse et réserver.
2. Mélanger tous les ingrédients pour former une pâte.
   Transférer dans la tasse graissée et cuire au micro-ondes pendant 90 secondes.
3. Laisser refroidir pendant plusieurs minutes.
4. Sortez de la tasse, tranchez et mangez.

# RECETTES DE COLLATIONS

## Pains au fromage

Portions: 4

Temps de cuisson: 25 minutes

**Nutriments par portion : Calories : 65 | Graisses: 9 g | Glucides: 1,2 g | Protéines: 6 g**

**ingrédients:**

- 1/3 tasse de farine d'amande
- 2/3 tasse de mozzarella
- 2 c. à soupe de fromage à la crème
- 1 œuf
- 1/2 c. à thé de poudre à pâte

**Processus de cuisson :**

1. Le four doit être préchauffé à 200 °C (400 °F).

2. Dans un bol, mélanger la mozzarella râpée et le fromage à la crème. Chauffer la masse au micro-ondes pendant 3 minutes. Bien mélanger.

3. Ajouter la poudre à pâte à la farine. Ajouter l'œuf et la farine dans la masse de fromage. Mélangez tout.

4. Faire les petits pains ronds et déposer sur la plaque à pâtisserie recouverte de parchemin. Assurez-vous de cuire au four pour

15 minutes

# Pain à la feta et basilic

Portions: 10-12

Temps de cuisson: 65 minutes

**Nutriments par portion :**

Calories: 70 | Graisses: 6 g | Glucides: 1,6 g | Protéines: 7.3 g

## ingrédients:

- 2/3 tasse de farine d'amande
- 1/4 tasse de farine de noix de coco
- oz feta
- 2 c. à soupe d'huile de coco
- 7 oeufs
- 2 c. à soupe de psyllium
- 1 c. à soupe de stévia
- 2 c. à thé de poudre à pâte
- 2 c. à thé de basilic sec

## Processus de cuisson :

1. Le four doit être préchauffé à 190 °C (375 °F).
2. Dans un bol, battre les œufs au mélangeur jusqu'à l'uniformité. Hacher la feta et ajouter l'huile de coco fondue. Ajouter le fromage à la masse d'œufs et mélanger le tout.
3. Dans un autre bol, mélanger tous les ingrédients secs et ajouter à la base de fromage. Laisser reposer la pâte pendant 10 minutes.

Couvrir la plaque à pâtisserie de parchemin. Faire le pain et déposer sur la plaque à pâtisserie. Cuire au four pendant 55 minutes.

# dîner

# Biscuits à la lavande

Portions: 6

Valeurs nutritionnelles : 4 g de glucides nets; 10 g de protéines; 25 g de matières grasses; 270 calories

ingrédients:

- Huile de coco - 0,33 tasse
- Poudre à pâte – 1 c. à thé.
- Farine d'amande – 1,5 tasse
- Sel casher – 1 pincée
- Blancs d'œufs - 4
- Bourgeons de lavande de qualité culinaire – 1 c. à soupe.
- Stévia liquide – 4 gouttes

Itinéraire:

1. Réchauffer le four jusqu'à ce qu'il atteigne 350°F. Spritz une plaque à pâtisserie avec un peu d'huile de coco. Mélanger l'huile de coco et la farine d'amande dans un récipient jusqu'à ce qu'elle soit en morceaux de la taille d'un pois. (Il est plus facile d'utiliser vos mains.) Réserver

99

le bol au réfrigérateur.

2. Fouetter les œufs jusqu'à ce qu'ils commencent à mousser. Jes le sel, la lavande et la poudre à pâte. Bien mélanger et mélanger

dans les oeufs. Ajouter au mélange d'amandes en remuant bien.

3. Déposer les morceaux sur la plaque à pâtisserie à l'aide d'une cuillère à crème glacée ou

cuillère à soupe. Tapotez-les, de sorte qu'ils ne sont pas ronds comme une crêpe.

4. Cuire au four pendant 20 minutes et déguster.

# LE DÉJEUNER KETO

## Vendredi: Déjeuner: Avocat crémeux et bacon avec salade de fromage de chèvre

La salade obtient un surclassement lorsque l'avocat et le fromage de chèvre sont combinés avec du bacon croustillant et des noix croquantes. Rapide et bon pour le déjeuner ou le dîner.

Conseil de variation : utilisez différentes herbes fraîches dans la vinaigrette. Temps de préparation: 10 minutes Temps de cuisson: 20 minutes Sert 4

**Qu'est-ce qu'il y a dedans**

*salade:*

- Fromage de chèvre (1 bûche de 8 onces)
- Bacon (0,5 livre)
- Avocats (2 qty)
- Noix grillées ou pacanes (.5 tasse)
- Roquette ou épinards (4 onces)

**pansement:**

- Demi citron, jus
- Mayonnaise (.5 tasse)
- Huile d'olive extra vierge (.5 tasse)
- Crème à fouetter lourde (2 T)
- Sel casher (au goût)
- Poivre moulu frais (au goût)

**Comment il est fait**

1. Tapisser un plat allant au four de papier sulfurisé.
2. Préchauffer le four à 400 degrés F.
3. Couper le fromage de chèvre en rondelles d'un demi-pouce et mettre dans un plat allant au four. Placer sur une grille supérieure dans un four préchauffé jusqu'à ce que

   mordoré.
4. Cuire le bacon jusqu'à ce qu'il soit croustillant. Hacher en morceaux
5. Trancher l'avocat et le déposer sur les légumes verts. Garnir de morceaux de bacon et ajouter les rondelles de fromage de chèvre.
6. Hacher les noix et saupoudrer sur la salade.
7. Pour la vinaigrette, mélanger le jus de citron, la mayo, l'huile d'olive extra vierge et la crème à fouetter. Mélanger avec le comptoir ou le mélangeur d'immersion.
8. Assaisonner au goût de sel casher et de poivre frais

moulu.

Glucides nets: 6 grammes Matières
grasses: 123 grammes
Protéines: 27 grammes
Sucres: 1 gramme

# KETO AU DÎNER

# Vendredi: Dîner:

# Steak minute aux

# champignons et

# beurre d'herbes

Ce dîner se réunit rapidement. Parfait pour les soirs de semaine occupés.

Conseil de variation : essayez l'un de vos légumes préférés.

Temps de préparation: 10 minutes Temps de cuisson: 20 minutes Sert 4

**Qu'est-ce qu'il y a dedans**

*Pour les steaks :*

- Steaks minute (8 qty)
- Cure-dents (8 qty)
- Gruyère, coupé en bâtonnets (3 onces)
- Sel casher (au goût)
- Poivre moulu frais (au goût)
- Beurre (2 T)
- Poireaux (2 qty)
- Champignons (15 onces)

- Huile d'olive extra vierge (2 T)

- Pour le beurre d'herbes :

- Beurre (5 onces)

- Gousses d'ail hachées (1 qty)

- Poudre d'ail (0,5 T)

- Persil haché (4 T)

- Jus de citron (1 t)

- Sel casher (0,5 t)

**Comment il est fait**

1. Dans un bol en verre, mélanger tous les ingrédients du beurre aux herbes. Réserver pendant au moins 15 minutes.

2. Trancher les poireaux et les champignons. Faire revenir dans de l'huile d'olive extra vierge jusqu'à ce qu'elle soit légèrement dorée. Assaisonner de sel et de poivre. Retirer de la poêle et garder au chaud.

3. Assaisonner les biftecks de sel et de poivre. Placer un bâton de fromage au centre et rouler les biftecks, en les sécurisant avec un cure-dent.

4. Faire revenir à feu moyen de 10 à 15 minutes.

5. Verser le jus de poêle sur les légumes.

6. Assietter les biftecks et les légumes et servir avec du beurre d'herbes.

**Glucides nets: 6 grammes**

Matières grasses: 89 grammes

Protéines: 52 grammes

Sucres: 2 grammes

Lightning Source UK Ltd.
Milton Keynes UK
UKHW022002030621
384904UK00002B/464